AF257975

INFLUENCE

DES

FILTRES NATURELS

SUR LES EAUX POTABLES

PAR

M. J. ROLLET

Professeur à la Faculté de médecine de Lyon.

Lu au Congrès international d'hygiène de Genève de 1882.

LYON

ASSOCIATION TYPOGRAPHIQUE

GIRAUD, RUE DE LA BARRE, 12

1882

INFLUENCE

DES

FILTRES NATURELS

SUR LES EAUX POTABLES

PAR

M. J. ROLLET

Professeur à la Faculté de médecine de Lyon.

Lu au Congrès international d'hygiène de Genève de 1882.

LYON

ASSOCIATION TYPOGRAPHIQUE

GIRAUD, RUE DE LA BARRE, 12

1882

INFLUENCE

DES FILTRES NATURELS

SUR LES EAUX POTABLES

———·•◦✕◦•·———

Je me suis proposé de réunir dans cette note quelques observations comparatives faites sur l'eau des puits de notre ville, sur l'eau des galeries de filtration de l'usine Saint-Clair, et sur celle des sources de la vallée basse de l'Ain, observations qui démontrent que le sol exerce sur l'eau qui le traverse une action physico-chimique facile à apprécier, pour les sources, mais impossible à prévoir, pour les autres eaux, avant l'exécution des travaux nécessaires pour les obtenir. Je demande toute l'indulgence de MM. les membres du Congrès pour cette question d'hygiène locale, en faisant remarquer néanmoins que c'est avec des recherches de cette nature qu'on fournit à l'hygiène générale ses éléments fondamentaux.

Puits de la presqu'île lyonnaise et des Brotteaux. — Toute la partie basse de notre ville forme une plaine parcourue par une nappe d'eau souterraine qu'on atteint, en creusant le sol, à peu près partout, au niveau du Rhône et de la Saône. Quant au sol, qui constitue pour cette eau souterraine un véritable filtre naturel, il est formé dans la plus grande partie de son étendue d'une couche alluviale de sable

et de graviers, surmontée ou entrecoupée sur beaucoup de
points par des amas de remblais et des matériaux rapportés
où l'on retrouve en abondance les détritus organiques qui
ne manquent jamais dans les lieux habités, et surtout dans
les grandes villes. Le sol des Brotteaux est très-perméable et
la nappe aquifère qu'il renferme se prolonge dans une grande
étendue. M. Saint-Lager a constaté que cette nappe existe
non-seulement à Vaux, par exemple, mais jusque sous les
plateaux de Villeurbanne, de Décines, de Meyzieux et de
Bron. A Vaux, à l'altitude de 173, l'étiage du Rhône étant
à 169, il s'est assuré que le plan d'eau des puits se trouve à
4 mètres au-dessous du sol, c'est-à-dire au niveau du fleuve.
Même corrélation à Bron : l'hospice d'aliénés établi sur le
territoire de cette commune est à l'altitude de 206 mètres,
par conséquent on doit descendre à 37 mètres pour atteindre
la nappe souterraine, et telle est, en effet, la profondeur des
puits de l'établissement.

Toutefois, l'eau souterraine des Brotteaux ne vient pas
exclusivement du Rhône. Les eaux pluviales et certaines
sources, celles des balmes viennoises, par exemple, des filets
dérivés des parties supérieures du fleuve, ou de sources non
encore déterminées, forment sur divers points des eaux su-
perficielles retenues par des bancs imperméables à un niveau
plus élevé que la nappe souterraine originaire du Rhône.
C'est ce qui existe dans une partie des Brotteaux et surtout
dans la banlieue, notamment au village de Bron. Outre la
nappe alimentée par le Rhône, on trouve dans cette localité
un banc imperméable qui retient les eaux à 14 mètres du sol,
c'est-à-dire à 23 mètres au-dessus de cette nappe.

Nous sommes en conséquence aussi bien placés que pos-
sible à Lyon pour apprécier l'action physico-chimique
exercée par les filtres naturels sur les eaux potables, car

dans la plupart de nos puits c'est en définitive l'eau du Rhône, et dans quelques-uns celle de la Saône qui forment la totalité ou la plus grande partie de la masse liquide, et pour faire au filtre sa part d'influence on n'a qu'à constater à quel point chaque puits se rapproche ou s'éloigne par sa température ou sa constitution chimique soit du Rhône, soit de la Saône dont la thermalité et le degré hydrotimétrique sont d'ailleurs faciles à déterminer au moment de l'expérience comparative.

Le sol lyonnais ne saurait constituer pour l'eau qui le traverse un filtre parfait, du moins dans certaines circonstances qui sont loin d'être exceptionnelles dans notre ville, assise sur les bords de deux grands cours d'eau. Il suffit d'une crue un peu forte pour rendre trouble l'eau des puits. Le filtre naturel, ayant à supporter une trop grande charge, ne filtre plus, et l'eau arrive dans les puits chargée de matières minérales et organiques présentant parfois un haut degré de nocuité.

L'altération de l'eau des puits de Lyon par la grande crue de 1840 a été telle qu'elle s'est maintenue pendant plusieurs mois, et pour quelques puits pendant plus d'une année. C'est à cette altération que furent attribuées les fièvres typhoïdes qui ont sévi dans la ville dans le cours des années 1841 et 1842. Les inondations de 1856 ont donné lieu aussi à une altération profonde de l'eau des puits. Ceux-ci furent curés avec soin, et pourtant dans l'été de cette année on vit la fièvre typhoïde régner à Lyon avec une grande intensité, en même temps que la diarrhée, la dysenterie et la cholérine.

L'eau des puits peut n'être filtrée que d'une façon incomplète grâce à d'autres causes qu'il n'est pas inutile d'indiquer. En premier lieu, le défaut de filtration peut être dû à des fissures ou à une trop grande perméabilité du filtre. C'est au point qu'on a vu dans le sol très-perméable des

Brotteaux, à 100 mètres du Rhône, l'eau insuffisamment filtrée déposer dans un puits des œufs de poissons qui s'y sont complètement développés. C'est une constatation qui a été faite par le docteur Dussurgey dans son jardin des Brotteaux. Fournet ne manquait pas de raconter ce fait fort curieux dans ses cours à la Faculté.

Le défaut de filtration peut être aussi le résultat d'un puisage trop abondant, qui augmente la vitesse de l'eau et ne la laisse pas séjourner suffisamment dans le filtre. Dans ces cas, ce n'est pas un état trouble de l'eau que l'on constate, ou une altération due à un surcroît de matières minérales ou organiques, c'est plutôt une absence de fraîcheur qui la rend désagréable et difficile à digérer dans les fortes chaleurs. On sait en effet que l'eau des puits finit par avoir la température du sous-sol où elle est emmagasinée. Mais si elle ne fait que traverser très-rapidement le sous-sol, si son mouvement est accéléré au point de ne pas lui laisser le temps de se mettre en équilibre de température avec lui, alors elle se rapproche plus ou moins, sous ce rapport, du cours d'eau dont elle tire son origine. Dans l'usine Guinon, à 60 mètres du Rhône, l'eau était extraite d'un puits à l'aide d'une machine à vapeur. En été, les ouvriers de l'usine ne buvaient cette eau que le matin, et ils allaient s'alimenter pour le repas du soir à une pompe voisine. C'est que le matin l'eau de la pompe de l'usine était fraîche, ayant séjourné toute la nuit dans le sous-sol; tandis que le soir elle était aspirée d'une façon incessante et avec une rapidité qui ne lui permettait pas de céder au sous-sol son excès de chaleur.

L'effet le plus constant exercé par les filtres naturels sur les eaux potables, c'est un accroissement de leur degré hydrotimétrique dû à la dissolution de certains éléments du sol par l'eau qui le traverse.

Cette dissolution est très-prompte et la rapidité avec laquelle s'effectue la filtration ne l'empêche pas. Un puisard surmonté d'une pompe à feu avait été établi à la barrière Saint-Clair pour alimenter deux réservoirs, l'un aux Collinettes, l'autre au Jardin-des-Plantes. M. Terme, alors qu'il était maire de Lyon, fit l'expérience suivante : Pendant sept jours consécutifs, du 13 au 19 juillet, la machine dut, sur son ordre, fonctionner jour et nuit. Chaque jour il essaya l'eau du puisard et il constata qu'elle ne dissolvait pas le savon. Celle du Rhône le dissout, au contraire, parfaitement. Pourtant l'eau du Rhône n'avait, pour arriver au puisard, qu'à traverser une couche très-mince de terrain et son mouvement se trouvait accéléré par l'action incessante de la pompe. Son passage même très-rapide à travers le filtre suffisait pour la charger d'une dose de sels calcaires assez forte pour faire cailleboter le savon. La même épreuve a été répétée au mois de février de l'année suivante et elle a donné les mêmes résultats.

A cette époque une commission fut nommée au sein de la Société de médecine de Lyon pour examiner les divers projets présentés à l'Administration pour alimenter la ville d'eau potable. Elle s'occupa beaucoup de l'action physico-chimique des filtres naturels sur les eaux et, bien entendu, c'est surtout à Lyon qu'elle choisit ses exemples et qu'elle institua ses expériences. Elle dirigea principalement son attention sur le sulfate de chaux, qui n'existe pas dans le Rhône, ou du moins qui ne s'y trouve qu'en quantité extrêmement faible, et elle constata que beaucoup de puits, situés très-près du Rhône, étaient fortement chargés de ce sel calcaire.

La même commission analysa comparativement beaucoup d'échantillons d'eau de puits, et elle reconnut que des puits très-voisins les uns des autres présentaient des différences de composition très-grandes.

Plus tard ces analyses ont été reprises par M. Seeligmann, qui a fait, en 1860, l'examen de l'eau de plus de deux cents puits, à Lyon. Il a surtout indiqué le degré hydrotimétrique de ces eaux qui, toutes, ou à peu près toutes, émanent de la nappe souterraine alimentée par le Rhône et la Saône. L'eau du Rhône, au moment de ces expériences, marquait 13°,5 à l'hydrotimètre, et celle de la Saône, 17°. Les écarts constatés par l'habile chimiste de la Ville furent si considérables qu'ils allèrent de 17°,5 (pompe de la place de la Bourse) à 135° (pompe de la rue Vieille-Monnaie), c'est-à-dire que le degré hydrotimétrique varia presque du simple au décuple, Du reste, même dans les points excentriques de la ville, où le terrain a été moins remanié, où sa constitution géologique est plus uniforme, où, par conséquent, il y a moins de variabilité dans le filtre, l'eau souterraine a un degré hydrotimétrique qui est loin d'être identique, et qui est toujours plus élevé que celui de nos cours d'eau. A Bron le degré hydrotimétrique est de 36°, et à la Mouche il oscille entre 35° et 40° (Ferrand).

L'eau du Rhône a elle-même un degré hydrotimétrique qui descend jusqu'à 13° et monte jusqu'à 18°. Le minimum correspond aux mois de juillet et d'août, époque pendant laquelle le fleuve est alimenté en grande partie par les eaux pures des glaciers. Le maximum correspond aux mois d'hiver.

Galeries filtrantes. — Un bon moyen d'épurer l'eau des fleuves et des rivières, laquelle ne doit jamais être utilisée pour l'usage alimentaire à l'état naturel, car en coulant à ciel ouvert elle se charge de toutes les impuretés extérieures, consiste à la recueillir, non plus dans des puits, mais dans des galeries creusées à proximité des cours d'eau.

On pratique dans le sol, à une certaine distance des rives, une large saignée maintenue par une maçonnerie creuse, ou galerie filtrante, dont les parois ou tout au moins le radier sont perméables, et dont la partie supérieure est voûtée, afin de mettre l'eau à couvert. C'est par ce procédé qu'on obtient à Saint-Clair l'eau dite de la Compagnie.

En 1867, on avait construit sur la rive droite du Rhône, à Saint-Clair :

1° Une galerie s'étendant parallèlement au fleuve sur une longueur de 500 mètres dont une partie avait 5 mètres de largeur et 3 mètres de profondeur au-dessous de l'étiage, et l'autre 2 mètres seulement de profondeur ;

2° Deux bassins ayant chacun 44 mètres de longueur, 38 mètres de largeur et 3 mètres de profondeur.

La surface totale de filtration était de 6,961 mètres carrés, débitant 29,251 mètres cubes (en 1875), soit 4 mètres cubes 66 par mètre carré en vingt-quatre heures. L'aspiration des pompes se fait à 1^{m}20 en contre-bas des étiages extrêmes.

Depuis cette époque on a exécuté différents travaux pour augmenter le volume d'eau filtrée. Ces travaux n'ont pas tous réussi, mais la filtration a donné partout des résultats satisfaisants au point de vue de la température, de la clarification et du degré hydrotimétrique des eaux.

Avant d'adopter le système des galeries filtrantes on savait déjà, par les expériences de Fournet, que ce système assurerait la limpidité de l'eau et lui donnerait une température presque constante en toute saison. Fournet avait constaté que les 30 mètres d'épaisseur de la la digue de la Vitriolerie, à Lyon, suffisaient pour débiter du côté opposé au fleuve une eau fraîche et parfaitement limpide. Dans une série d'expériences faites pendant 35 jours aux mois d'août et de septembre, alors que l'eau du Rhône entre les deux rives était à 17° et 21°, celle de l'eau filtrée descendait à 12° et 14°. Il suffisait d'un filtre d'une épaisseur de 30 mètres atteignant une profondeur de 5 à 6 mètres pour ramener la température des eaux du fleuve à celle de la moyenne de la terre, à un ou deux degrès près.

On a reconnu qu'en général dans les galeries où l'eau séjourne peu et traverse avec une vitesse moyenne son filtre naturel, la température de la masse liquide est intermédiaire entre celle du sol et celle du cours d'eau qui alimente le filtre. Eh bien, de nombreuses expériences ont été faites sur l'eau des galeries de filtration de Saint-Clair et il a été constaté que, malgré les grandes variations de température présentées par le Rhône, en hiver, où l'eau marquait, dans quelques-unes de ces expériences, 4 à 5°, et en été, où elle marquait 24°, 25° et même plus, les galeries filtrantes maintenaient celle-ci à une température à peu près constante de 13°, 14° et exceptionnellement 15°.

Ces galeries sont établies à 30 mètres du fleuve. Ce filtre, présentant la même puissance que l'ancienne digue de la Vitriolerie où Fournet a fait ses expériences, donne à l'eau une grande limpidité et une fraîcheur très-convenable en été. Mais celle-ci, comme nous le verrons, ne suffit pas toujours aux besoins de la Ville, et la Compagnie a établi à 2 mètres de profondeur l'orifice grillagé d'un canal qui amène de temps en temps dans les galeries un volume d'eau supplémentaire. Cette eau, qui traverse un filtre de 2 mètres d'épaisseur seulement, arrive trouble et chaude en été dans les galeries et elle rend sensiblement trouble et chaude l'eau filtrée par les galeries elles-mêmes avec laquelle elle se mélange.

L'élévation du degré hydrotimétrique de l'eau s'observe

d'une façon très-appréciable dans l'usine Saint-Clair. Quelque rapidement que l'eau du fleuve traverse son filtre de sable et de gravier, elle ne laisse pas de se charger de matières minérales. Son degré hydrotimétrique, dans les galeries, est de 16° à 17°, pendant qu'elle est de 13° à 14° dans le Rhône.

Si l'influence des filtres naturels sur la limpidité, la température et le degré hydrotimétrique de l'eau est si prononcée, on peut bien se demander également si cette influence ne pourrait pas, dans certaines circonstances, se manifester par une nocuité spéciale, et si une eau non goîtrigène, par exemple, comme celle du Rhône, ne serait pas susceptible de le devenir en traversant un terrain d'une constitution géologique suspecte.

Mon ami M. le docteur Saint-Lager, qui a fait des études si complètes sur le goître et qui a traité cette année même avec une si grande supériorité la question des eaux potables, fait remarquer que dans les vallées de l'Arve, de l'Isère, de l'Arc et de la Durance, les eaux des torrents, qui sont bues impunément sur divers points de leur parcours, peuvent engendrer le goître après qu'elles ont traversé des alluvions provenant de pays où la maladie est endémique.

Parmi les projets soumis à la municipalité lyonnaise pour accroître le volume insuffisant de nos eaux potables, il y en a qui consistent à creuser des galeries le long du Rhône, dans des pays où règne l'endémie goîtreuse. Il convient de faire, à ce sujet, de grandes réserves, car si les eaux de Rhône sont en général d'excellentes eaux potables, elles pourraient, comme celles sur lesquelles ont porté les observations de M. Saint-Lager, acquérir des propriétés goîtrigènes en traversant certains terrains bien connus qui forment une bordure au fleuve du côté de la Savoie et du Dauphiné.

Eaux de source. — Ces eaux sont généralement des eaux

de pluie, ou des eaux de rivière absorbées par le sol et que celui-ci restitue après leur avoir fait subir les modifications inhérentes à la filtration naturelle. Ces eaux ont une constitution habituellement fort différente de celles dont elles tirent leur origine. Toutefois, cette constitution est facile à reconnaître par l'analyse, et en amenant ces eaux dans une ville, on sait d'avance quels avantages et quels inconvénients elles pourront avoir pour la santé des habitants. Au contraire, les eaux qu'on se propose d'obtenir par la construction de galeries filtrantes et qui, elles aussi, comme nous l'avons vu, ne ressemblent jamais complètement à celles des fleuves et des rivières dont elles sont originaires, ne peuvent être réellement connues qu'après le fonctionnement des galeries destinées à les recueillir.

A Lyon, on a un grand choix, et l'Administration hésite entre plusieurs projets, dont les uns consistent à creuser de nouvelles galeries le long du Rhône, et les autres à capter des sources naturelles, notamment celles de la vallée basse de l'Ain.

Ce dernier projet dû à M. Michaud, ingénieur très-distingué des ponts et chaussées, offre une sécurité complète, autant par les résultats fournis par l'analyse des sources que par ceux de l'examen géologique du filtre naturel d'où ces sources émergent.

La filtration dans les galeries donne sans doute de grandes garanties contre la présence des microbes dans l'eau alimentaire ; mais on ne saurait nier que ces garanties ne soient plus grandes encore quand il s'agit de sources profondes, captées à leur émergence et protégées par de bonnes conduites dans tout leur parcours.

Suivant M. Pasteur, il existe très-peu d'eaux privées de germes, mais les eaux de source sont dans cette catégorie privilégiée. « Pour trouver des eaux privées de germes, dit-il, il faut s'adresser ou bien à des eaux distillées dans des vases privés eux-mêmes de germes, ou aux eaux de source puisées au point même où elles sortent de l'intérieur de la terre, avant qu'elles n'aient pu être souillées par les poussières de l'atmosphère ou de la surface du sol, ou par le mélange des eaux circulant à découvert. En dehors de ces circonstances exceptionnelles, toute eau est impure, quelle que soit sa limpidité. »

Je n'ai pas à insister sur l'analyse chimique des sources de la vallée basse de l'Ain, elle ne laisse rien à désirer. Un point non moins important et qui rentre complètement dans mon sujet, c'est l'étude du filtre naturel qui donne à ces eaux le caractère de limpidité, de fraîcheur et de salubrité qu'elles ont à un si haut degré.

Filtre naturel des sources de la vallée basse de l'Ain. — Entre le plateau bressan, au pied duquel coule du nord au sud la rivière d'Ain, et la partie des montagnes du Bugey situées immédiatement à l'est de Jujurieux, d'Ambronay et d'Ambérieu, s'étend une vaste plaine commençant à la courbure de l'Ain, vers Pont-d'Ain, et se terminant au confluent du Rhône et de l'Ain. C'est la partie de cette plaine étalée, sur une longueur de 14 kilomètres, et une largeur de 6 à 8, au nord d'une ligne droite tirée d'Ambérieu à Martinaz, en passant par la gare de Leyment, qui constitue le filtre des sources de la vallée basse de l'Ain. Cette plaine se compose de deux bandes longitudinales, l'une plus rapprochée des montagnes forme une terrasse filtrante ; l'autre, voisine de la rivière et plus basse de 15 à 20 mètres, se comporte, par rapport à la précédente, comme les bas-ports de nos quais relativement à la chaussée du quai lui-même. C'est dans cette partie basse que coulent jusqu'à l'Ain les sources ou petites rivières désignées

sous les noms de Neyrieux, Pollon, Seymard, Morte-au-Loup,
Genoud, Vorgey, Longeville, toutes formées par la réuniou
d'une multitude de filets d'eau claire qui jaillissent à la
base de la balme, de Martinaz à Saint-Maurice et à
Château-Gaillard.

Lorsque la rivière d'Ain est très-basse, on reconnaît que
la terrasse filtrante est composée de bas en haut : d'un banc
de marne absolument imperméable ; d'un conglomérat de
graviers d'un mètre de hauteur, graviers fortement soudés
les uns aux autres par un ciment calcaire; d'un amas de
cailloux roulés, appartenant de même que le précédent à la
formation appelée diluvium alpin.

La puissance de ce dépôt de cailloux plus ou moins mélangés
de sables n'est que de 10 mètres à Martinaz, mais elle augmente à mesure qu'on s'avance du côté des montagnes et
s'élève successivement à 15 et à 20 mètres.

Ce filtre naturel n'est pas seulement alimenté par les eaux
pluviales tombées directement dans la plaine, il l'est encore
par l'infiltration souterraine des rivières descendant des montagnes : l'Albarine grossie du Buisin de Vaux et du Vareille
d'Ambérieu ; le Seymard de Douvres; l'Oiselon et le Riez de
St-Jean-le-Vieux et de Jujurieux; la rivière d'Ain, entre le
ruisseau de Riez et la voie du chemin de fer. Il est probable que
le filtre reçoit aussi d'autres affluents souterrains provenant
de fontaines vauclusiennes cachées sous les éboulis de la mon-
tagne d'Ambérieu. Ce qui est certain, c'est que sur quelques
points de celle-ci on voit sortir des masses d'eau qui jaillissent
de cavités naturellement creusées dans les calcaires jurassi-
ques. Telle est en effet l'origine du Vareille et de la Duy,
d'Ambérieu, ainsi que du Seymard, de Douvres, dont l'ana-
logie avec la Sorgue de Vaucluse est évidente pour quicon-
que a l'habitude de l'observation des phénomènes géologi-

ques. D'autre part, dans la saison chaude, l'Albarine se perd
complètement dans les graviers au-dessous de St-Germain ;
d'où l'on peut conclure que, durant le reste de l'année, son
lit est traversé par des infiltrations qui, descendant à travers
une épaisseur de 20 mètres de graviers, sont arrêtées par
le banc de marne imperméable, et vont couler au pied de la
terrasse et se réunir dans les biefs du Neyrieux et du Pollon.

Les sources de la vallée basse de l'Ain sont d'une salubrité
incontestée, d'une limpidité parfaite, d'une bonne constitution chimique. Elles marquent moyennement 21 à l'hydrotimètre. Elles forment ensemble une masse d'eau considérable,
puisque leur débit minimum est de 220,000 mètres cubes en
24 heures, et leur débit d'étiage moyen de 250,000 à 300,000
mètres cubes. Enfin leur température est presque invariable entre 11° et 12°.

Les détails géologiques et hydrographiques qui précèdent,
et que j'ai empruntés à M. Saint-Lager, contiennent la
démonstration manifeste de la théorie en vertu de laquelle
les variations thermiques de l'eau débitée par un filtre sont
d'autant moindres que la masse de celui-ci est plus considérable. Il est bien évident, en effet, que si la température des
sources de la vallée basse de l'Ain ne varie pas et se main-
tient pendant toute l'année entre 11° et 12°, c'est d'abord
parce que les eaux qui alimentent le filtre pénètrent à travers
une épaisseur de 15 à 20 mètres de graviers jusque près de
la couche à thermalité invariable. C'est ensuite parce qu'elles parcourent souterrainement une distance de plusieurs
kilomètres pendant laquelle elles sont plongées au milieu
d'une masse énorme de terrain aquifère, et qu'en raison de
la vitesse très-faible de leur écoulement, elles sont constam-
ment refroidies par les couches profondes situées au-dessous
d'elles.

Aussi le projet qui consiste à capter ces sources précieuses, si abondantes, et dont la filtration se fait dans des conditions si exceptionnellement favorables, pour les amener à Lyon a-t-il toutes mes préférences, et j'ose espérer que MM. les membres du Congrès international d'hygiène seront, au moins en principe, du même avis (1).

(1) A la suite de cette communication M. Durand-Claye, dans une brillante improvisation, a exposé ses idées et celles de divers ingénieurs sur les origines multiples des eaux claires dans les filtres naturels. Il a fait ressortir ensuite les grands avantages qu'aurait pour Lyon l'exécution du projet Michaud, qui alimenterait la ville d'eaux de source très-abondantes et d'excellente qualité, projet qu'avec sa haute compétence il a reconnu supérieur à tous les autres, et auquel en terminant il n'a pas hésité à donner son adhésion complète.